Hafertage
Altes Wissen neu entdeckt

Insulinresistenz durchbrechen

Blutzuckerwerte verbessern

Cholesterinwerte verbessern

Gewicht reduzieren

Geschrieben von

Michael Kleine-Börger

www.Zuckerhelden.info

Medizinischer Hinweis

Auch wenn sich die Hafertage im ersten Moment nicht wie eine Therapie für Diabetes anhören, so haben sie doch eine nicht zu unterschätzende Wirkung.

Aus diesem Grund sollte jeden Diabetespatient diese Therapieform **mit dem behandelnden Arzt absprechen**. In einem persönlichen Beratungsgespräch bekommt jeder Diabetespatient individuelle Hinweise, die bei der Durchführung der Hafertage zu beachten sind.

Wichtige Punkte, die zu berücksichtigen sind:

- Veränderte Einstellung Ihrer Insulinzufuhr
- Insulindosis-Anpassungsschema
- Engmaschigen Kontrolle der Blutzuckerwerte
- Angemessene Bewegung aber kein Leistungssport
- Maßnahmen Unterzuckerung
- Ausreichende Aufnahme von Flüssigkeit

Inhaltsverzeichnis

Vorwort

Mit über 8 Millionen diagnostizierten Personen, alleine in Deutschland, ist Diabetes bereits heute eine Volkskrankheit. Die Dunkelziffer der nicht erkannten Diabeteserkrankungen ist sehr hoch, da diese Krankheit nicht offensichtlich ist. Aktuell geht man von etwa 1000 Neudiagnosen am Tag in Deutschland aus. Die häufigste Form ist dabei Diabetes Typ 2. Dieser Typ wurde früher Altersdiabetes genannt.

Bei dieser Form des Diabetes produziert die Bauchspeicheldrüse zwar oft noch genug Insulin, allerdings kann es auf Grund einer Insulinresistenz nicht mehr richtig wirken. Da Insulin das Hormon ist, welches den Blutzucker reguliert, kommt es zu einem oftmals drastisch erhöhten Blutzuckerspiegel. Der wichtigste Grund für eine Insulinresistenz ist meistens unsere moderne Lebensweise mit Übergewicht, zu wenig Bewegung und ungesundem Essenverhalten.

Ein dauerhaft hoher Blutzuckerspiegel stellt ein Risiko für schwere Folgeschäden an den feinen Adern in Auge und an den Füßen da. Bei einer Über- und Unterzuckerung spricht man von einer Entgleisung des Stoffwechsels. Um schwere Spätfolgen des Diabetes entgegenzuwirken, muss Diabetes entsprechend behandelt werden. In der Zeit, als das Hormon Insulin der modernen Medizin noch nicht zur Verfügung stand, war die Ernährung des Patienten das wichtigste und einzige Therapiemittel.

Bereits im Jahr 1902 hat der deutsche Internist Carl von Norden seine Hafertage in der Diabetesbehandlung eingesetzt. Diese besondere Art der Ernährung ist leider mit der Einführung des Hormons Insulin in Vergessenheit geraten. In jüngster Vergangenheit haben sich jedoch wieder viele Diabetologen an die positive Wirkung der Hafertage erinnert und setzen diese mit großem Erfolg ein.

Ursprung der Hafertage

Der deutsche Internist Carl von Norden hat sich als einer der Ersten mit Stoffwechselerkrankungen beschäftigt. Sein Schwerpunkt war vor allem die Erforschung des Diabetes Mellitus. Bereits gegen Ende des 19. Jahrhunderts eröffnete Carl von Norden in Frankfurt am Main eine Privatklinik für Zuckerkranke. Diese gilt als erste Fachklinik für Diabetes mellitus in Europa. Zu Anfang des 20. Jahrhunderts entwickelte er eine Ernährungsbasierte Diät, die bekannten „Hafertage". Mit Hilfe dieser Hafertage konnte der Blutzuckerspiegel bei Diabetikern deutlich gesenkt werden.

Erstmalig im Jahr 1902 erschein erstmals das Buch „Die Zuckerkrankheit und ihre Behandlung", welches von Carl von Norden geschrieben wurde. Dieses medizinische Werk umfasst über 600 Seiten und beschäftigt sich auf fast der Hälfte der Seiten mit der Ernährungstherapie der "Zuckerkrankheit" – heute Diabetes Mellitus.

Die Haferkur oder auch Hafertage ist mittlerweile durch zahlreiche modern Studien belegt worden. Hinzu kommen zahlreichen Erfahrungsberichten aus der Praxis. Hafertage zeigen beachtliche Anwendungserfolge bei Insulinresistenz, Glukoseintoleranz, Übergewicht, Bluthochdruck, hohem Cholesterinspiegel, Herz-Kreislauf-Störungen etc.

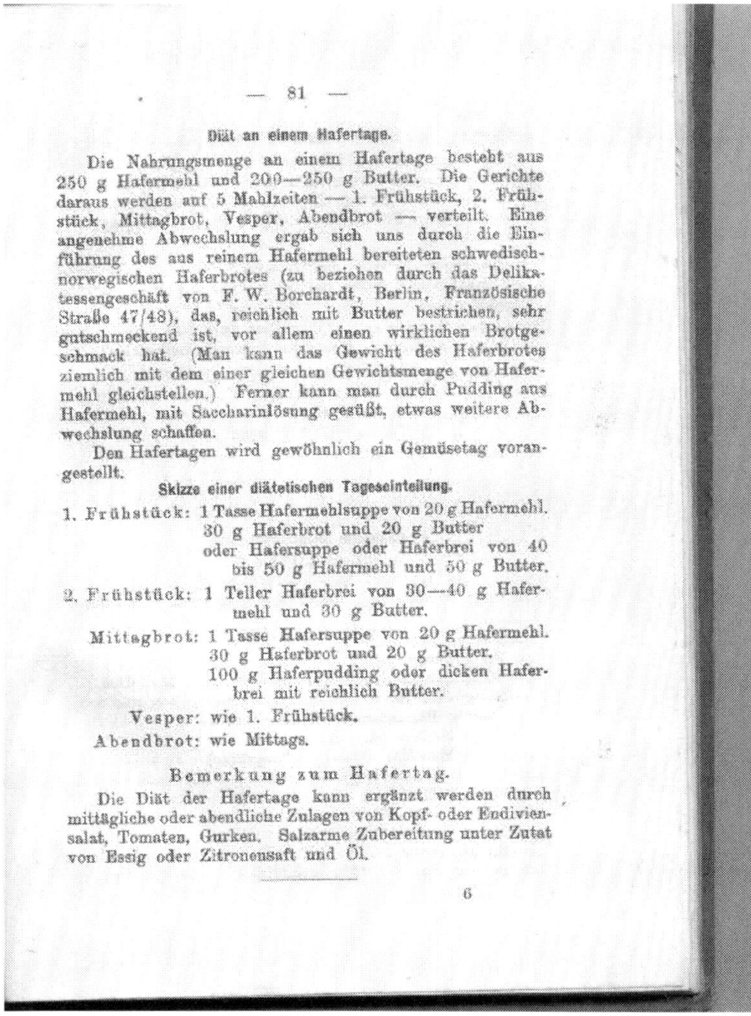

— 81 —

Diät an einem Hafertage.

Die Nahrungsmenge an einem Hafertage besteht aus 250 g Hafermehl und 200—250 g Butter. Die Gerichte daraus werden auf 5 Mahlzeiten — 1. Frühstück, 2. Frühstück, Mittagbrot, Vesper, Abendbrot — verteilt. Eine angenehme Abwechslung ergab sich uns durch die Einführung des aus reinem Hafermehl bereiteten schwedisch-norwegischen Haferbrotes (zu beziehen durch das Delikatessengeschäft von F. W. Borchardt, Berlin, Französische Straße 47/48), das, reichlich mit Butter bestrichen, sehr gutschmeckend ist, vor allem einen wirklichen Brotgeschmack hat. (Man kann das Gewicht des Haferbrotes ziemlich mit dem einer gleichen Gewichtsmenge von Hafermehl gleichstellen.) Ferner kann man durch Pudding aus Hafermehl, mit Saccharinlösung gesüßt, etwas weitere Abwechslung schaffen.

Den Hafertagen wird gewöhnlich ein Gemüsetag vorangestellt.

Skizze einer diätetischen Tageseinteilung.

1. Frühstück: 1 Tasse Hafermehlsuppe von 20 g Hafermehl. 30 g Haferbrot und 20 g Butter oder Hafersuppe oder Haferbrei von 40 bis 50 g Hafermehl und 50 g Butter.

2. Frühstück: 1 Teller Haferbrei von 30—40 g Hafermehl und 30 g Butter.

Mittagbrot: 1 Tasse Hafersuppe von 20 g Hafermehl. 30 g Haferbrot und 20 g Butter. 100 g Haferpudding oder dicken Haferbrei mit reichlich Butter.

Vesper: wie 1. Frühstück.

Abendbrot: wie Mittags.

Bemerkung zum Hafertag.

Die Diät der Hafertage kann ergänzt werden durch mittägliche oder abendliche Zulagen von Kopf- oder Endiviensalat, Tomaten, Gurken. Salzarme Zubereitung unter Zutat von Essig oder Zitronensaft und Öl.

6

Ansicht eines Originaltext von Carl von Norden

Wie wirken Hafertage

Der Bestandteil des Hafers, welcher im Zusammenhang mit Diabetes, Insulinresistenz und erhöhten Blutfettwerten eine besondere Bedeutung hat, ist das Hafer-Beta-Glucan. Dieser lösliche Ballaststoff kommt in dieser speziellen Form nur im Hafer vor.

Der Ballaststoff Beta-Glucan verzögert den Abbau von Nährstoffen im Dünndarm und reguliert Cholesterin-, Blutzucker- und Insulinspiegel. Darüber hinaus ist dieser Ballaststoff extrem sättigend. Als prebiotischer Effekt dient das Beta-Glucan als Nährstoff für Bakterien, die für eine stabile und gesunde Darmflora wichtig sind.

Die **regelmäßige** Aufnahme von Beta-Glucan bewirkt nachweislich eine deutliche Senkung de HbA1c, Triglyceriden und Gesamtcholesterin. (Quelle: Qingtao Hou; Nutrients 2015, 7(12), 10369-10387; The Metabolic Effects of Oats Intake in Patients with Type 2 Diabetes: A Systematic Review and Meta-Analysis; https://www.mdpi.com/2072-6643/7/12/5536/htm)

Während der Hafertage nimmt man täglich ca. 10g Hafer-Beta-Glucan zu sich!

Gesicherte gesunde Effekte von Beta-Glucanen

Mittlerweile wurden die zahlreichen, positiven gesundheitlichen Effekte von Beta-Glucan aus Hafer in vielen Studien belegt.

Es ist lebensmittelrechtlich anerkannt und durch die europäische Behörde für Lebensmittelsicherheit (EFSA) bestätigt, dass die Beta-Glucane aus Hafer und Haferprodukten nachweislich zur Aufrechterhaltung eines normalen Cholesterinspiegels im Blut beitragen.

Ebenfalls anerkannt und bestätigt ist, dass Beta-Glucane aus Hafer als Bestandteil einer Mahlzeit dazu beiträgt, den Blutzuckerspiegel nach dem Essen nicht so stark ansteigen zu lassen.

Definition und Wirkungen von Beta-Glucanen

Beta-Glucane sind Polysaccharide, die in den Zellwänden von Getreide (Gerste und Hafer), Hefe und Pilzen vorkommen.

Beta-glycosidische Bindungen können nicht von Menschen verstoffwechselt werden, da Menschen keine Enzyme zur Spaltung dieser Bindung besitzen. Aus diesem Grund zählen Beta-Glucane zu den Ballaststoffen.

Die besten Ergebnisse bei Blutzuckerkonzentrationen nach den Mahlzeiten wurden mit fermentierter Gerste erreicht. Die tiefsten Insulinkonzentrationen wurden bei der Aufnahme von Haferprodukten festgestellt.

In mehreren Studien wurde nachgewiesen, Beta-Glucane aus Hafer und Gerste die glykämische Antwort des Körpers deutlich reduziert.

Beta-Glucane aus Gerste und Hafer senken nachweislich das Cholesterin, HDL und die Triglyceride bleiben jedoch unverändert.

Bereits 4 Gramm Beta-Glucane täglich senken die Glukose- und Insulinreaktion des Körpers. 5 Gramm Beta-Glucane täglich senken signifikant den Cholesterinspiegel.

Die gute Wasserlöslichkeit und eine hohe Viskosität von Beta-Glucanen führen laut einer Studie (Granfeldt Y et al. Eur J Clin Nutr. 2008;62:600-7) dazu, dass der Nahrungsbrei im Magen schlechter mit den Verdauungsenzymen durchmischt wird. Die Magenentleerung wird verzögert. Dies führt zu einer gesteigerten Sättigung.

Ferner wird der Stärkeaufschluss und Glucoseabsorption aus dem Darm verlangsamt. Dadurch wird der Anstieg des Blutzuckerspiegels nach der Mahlzeit deutlich verlangsamt.

Beta-Glucan-Gehalt diverser Getreidearten

Getreideart	Beta-Glucangehalt in %
Haferflocken	2,4-5
Roggen	0,6-1,9
Gerste	4
Weizen	0,4-0,65
Mais	0,03

Was kann Beta-Glucan noch?

Beta-Glucane werden im Darm von Bakterien fermentiert. Dabei entstehen kurzkettige Fettsäuren (SCFA):

- Acetat
- Propionat
- Butyrat

Diese kurzkettigen Fettsäuren können als Signalmoleküle über verschieden Rezeptoren den Glucosemetabolismus und Cholesterinmetabolismus positiv beeinflussen.

Darüber hinaus senken kurzkettige Fettsäuren den Appetit und führen zu einer längeren Sättigung

Für wen sind Hafertage sinnvoll?

Hafertage sind eine maximal 2- bis 4-tägige Kurzzeitkur, bei der ausschließlich stark haferhaltige Mahlzeiten verzehrt werden. Aufgrund der nachhaltigen Wirkung der Beta-Glucane und des Risikos der Unterzuckerung sollte die Kur nur Absprache mit einem Arzt und unter ärztlicher Betreuung stattfinden.

Im Anschluss an diese Kurzzeitkur ist es sinnvoll Hafer als festen Bestandteil in die Ernährung zu integrieren. Dies kann entweder durch bis zu sechs „Hafermahlzeiten“ pro Woche oder in Form eines „Hafertags“ alle zwei bis drei Wochen umgesetzt werden. Die Hafertage erzielen den Langzeiteffekt bei viele Patienten, dass über einen ca. vierwöchigen Zeitraum nach Beendigung der Hafertage, einen geringeren Insulinbedarf haben.

Die „Hafertage“ sind besonders für Menschen mit einer erhöhten Insulinresistenz (Typ-2-Diabetes) geeignet. Darüber hinaus kann Hafer auch von Menschen mit Glutenunverträglichkeit verzehrt werden. Ziel der Hafertage ist es, die Insulinresistenz zu senken und somit die Wirksamkeit von körpereigenem oder zugeführtem Insulin zu verbessern. Die Praxis hat gezeigt, dass bei Menschen mit Typ-2-Diabetes die Blutzuckerwerte um 25 bis 40 % gesenkt und die Insulinzufuhr um teilweise um mehr als 40 % reduziert werden kann.

Ablauf der Hafertage

Die Hafertage nach Carl von Noorden sind recht einfach in ihrer Anwendung und unterliegen wenigen einfachen Regeln.

- pro Tag 3 Mahlzeiten
- pro Mahlzeit 75 g Haferflocken
- angesetzt mit Wasser oder Gemüsebrühe
- verfeinert mit max. 50 Beeren oder Gemüse oder max. 20g Nüssen oder Mandeln
- abgeschmeckt mit Süßstoff, Zitronensaft oder Kräutern in kleinen Mengen
- pro Tag insgesamt 225 g Haferflocken

Während der „Hafertage" sollte auf Eiweiß, Fett (d.h. kein Joghurt oder Milch), Zucker und Alkohol verzichtet werden, da dies die Wirkung der Kur negativ beeinflusst.

Was ist drin in Haferflocken

Vitamin-Gehalte in 100g Haferflocken (2,3)

Vitamine	Menge	% DGE
Vitamin B1	0,76 mg	63%
Vitamin B2	0,14 mg	10%
Vitamin B6	0,12 mg	8%
Folate	56 µg	19%

Mineralstoff-Gehalte 100g Haferflocken (2,3)

Mineralstoffe	Menge	% DGE
Calcium	54 mg	5%
Eisen	4,72 mg	36%
Magnesium	177 mg	54%
Zink	3,97 mg	47%

Erfahrungen mit den Hafertagen

Bei circa 20% der Anwender hat sich kein Erfolg eingestellt

Bei 80% der Anwender konnte die Insulindosis um 30 bis 50% reduziert werden und es wurden erstmals wieder normale Blutzuckerwerte im Tagesprofil erreicht

Bei einigen Anwendern konnte die Insulintherapie vorläufig abgesetzt werden

In fast allen Fällen konnte eine angedachte stationäre Behandlung verhindert werden.

Was sind die Ziele der Hafertage

- Reduktion des Blutzuckerspiegels
- Verminderung der Insulinresistenz und somit eine Verbesserung der Wirkung des körpereigenen Insulins
- Reduktion des viszeralen Fettes – besonders des Leberfettes
- Senkung des Cholesterinspiegels
- dauerhafte Verringerung der zusätzlichen Insulinzufuhr oder anderer Anti-Diabetika

Hafertage nach den Regeln Ihres Entdeckers

Die Umsetzung der Hafertage nach den Regeln des Carl von Norden ist denkbar einfach. An den Hafertagen werden die drei üblichen Mahlzeiten des Tages (Frühstück, Mittag und Abendessen) durch jeweils 75 Gramm Haferflocken ersetzt. Die Haferflocken werden wahlweise mit Wasser oder fettarmer Brühe zubereitet. Genaue Rezepte folgen im weiteren Verlauf.

Der maximale Nutzen und der beste Wirkungsgrad der Hafertage wird erreicht, wenn man sich streng an die wenigen Regeln hält. Zur geschmacklichen Verbesserung der Haferspeisen kommen lediglich Kräuter und Gewürze nach persönlichem Geschmack zum Einsatz.

Auf zusätzliches Eiweiß und Fett wird verzichtet, um den angestrebten Effekt, die Verbesserung der Insulinresistenz, schnell und mit maximaler Ausprägung zu erreichen.

Die Grundregeln in Stichpunkten

- 3 Mahlzeiten mit jeweils 75 Gramm Haferflocken
- Jede Mahlzeit wird mit 300-500 ml Wasser oder Brühe zubereitet
- Lediglich die Zugabe von Kräutern oder Gewürzen ist gestattet
- Abstand zwischen den Mahlzeiten sollte >= 4 Stunden betragen
- Im Tagesverlauf sollten weitere 2 Liter Flüssigkeit getrunken werden (Wasser oder Tee)
- Keine Zwischenmahlzeiten
- Keine Zugabe von Salz oder Süßstoff
- Kein zusätzliches Eiweiß und Fett
- Haferflocken weder roh noch ungequollen essen
- Zerkochen Sie die Haferflocken nicht. Wertvolle Inhaltsstoffe gehen sonst verloren und auch die glykämische Last erhöht sich durch Aufspaltung der Stärke

Um den positiven Effekt der Hafertage möglichst lange zu erhalten, führt man in der Zeit nach den 2-4 Hafertagen regelmäßig z.B. 1x in der Woche einen Hafertag in den Speiseplan ein. Alternativ kann man auch einmal am Tage eine Mahlzeit durch ein Hafergericht ersetzen.

Grundrezepte nach Carl van Noorden

Hafertage – strenge Variante

Die Rezepte für Hafertage, streng nach den Vorgaben des Carl von Norden, sind gleichermaßen einfach wie effektiv. Varianten werden nur durch die unterschiedlichen Basisflüssigkeiten und die Zugabe von Kräutern und/oder Gewürzen erreicht.

Wasserbasierende Variante

In einem Topf werden 500ml Wasser zum Kochen gebracht. Sobald das Wasser kocht, wird die Temperatur heruntergeregelt. Als nächstes werden 75g Haferflocken in das Wasser eingerührt. Nach etwa 10 Minuten sind die Haferflocken ausreichend aufgequollen und können gegessen werden.

Brühe basierende Variante

In einem Topf werden 500ml Gemüsebrühe erwärmt. Sobald die Gemüsebrühe auf die gewünschte Temperatur erwärmt wurde, wird die Temperatur heruntergeregelt. Als nächstes werden 75g Haferflocken in die aufgekochte Brühe eingerührt. Wie sollte es anders sein, eignet sich hier am Besten eine Gemüsebrühe, die man selber zuvor gekocht hat. Aber auch die Benutzung von Instantbrühe ist hier durchaus gestattet. Nach etwa 10 Minuten sind die Haferflocken ausreichend aufgequollen und können gegessen werden.

Beide Varianten sind kein besonderes Geschmackserlebnis. Jedoch kann man beide Varianten essen. Es soll Menschen geben, die aus ganz anderen Gründen tagelang Kohlsuppe essen und das ist geschmacklich nicht viel besser. Um ein wenig mehr Geschmack an die Hafergerichte zu bekommen, kann man die beiden Varianten mit Gewürzen und Kräutern etwas aufpeppen. So richtig toll wird es trotzdem nicht, aber es ist ja im weitesten Sinne Medizin und die muss bekanntlich scheußlich schmecken.

Kräuter & Gewürze

Geeignet für die strengen Hafertage

Für die strengen Hafertage nach Carl von Norden sind für die geschmackliche Aufwertung leider nur wenige Zutaten erlaubt. Frische Kräuter wie Petersilie, Basilikum, etc. sind hier erlaubt. Darüber hinaus kann man auf eine Reihe von Gewürzen zurückgreifen wie z.B. Chili, Zimt, Vanille, Kardamom, Tonkabohne, Kurkuma um nur einige zu nennen. Gerade bei den Gewürzen ist jedoch Vorsicht geboten, da hier nun reine Gewürze gemeint sind und keine Gewürzmischungen, da hier oftmals Zucker verarbeitet ist.

Fazit – Strenge Hafertage

Die strengen Hafertage sind sicherlich für das Durchbrechen einer Insulinresistenz am Besten geeignet. Jedoch bietet diese Version der Hafertage die wenigsten Varianten und somit auch die geringste, geschmackliche Abwechslung. Letztendlich muss man eine Variante finden, die sich problemlos in den Alltag einfügt und die man auch über die angestrebten 2 bis 4 Tage ertragen und/oder genießen kann. Wer genug Leidensdruck, Ehrgeiz oder sonstige Gründe hat, die strengen Hafertage durchzuhalten, wird sicherlich die schnellsten Erfolge verzeichnen.

Jedoch stehen in der gemäßigten Version der Hafertage wesentlich mehr Zutaten auf dem Speiseplan und das macht es dem Anwender wesentlich einfacher, die Hafertage durchzustehen und ggf. sogar regelmäßig in den Alltag einzubinden.

Hafertage – gemäßigte Variante

Um mit den Hafertagen einen guten Erfolg zu erzielen, sollte die Dauer der Hafertage wenigstens 2 und maximal 4 Tage betragen. Will man diese Zeit mit den Gerichten aus Haferflocken durchhalten, so braucht man geschmackliche Varianten. Um Gerichte zu erstellen, die man auch über längere Zeit zu sich nehmen kann, muss man die Regeln der strengen Variante etwas lockern.

In der gemäßigten Variante der Hafertage kommen neben den bekannten Kräutern und/oder Gewürzen auch noch diverse Obst- und Gemüsesorten zum Einsatz sowie Nüsse. Die Mengen, die hier zum Einsatz kommen sind nicht wirklich groß, jedoch ausreichend um einen guten Geschmack der Hafergerichte zu kreieren.

Die Zubereitung der Haferspeisen ist nahezu identisch mit der Zubereitung bei den strengen Hafertage.

In einem Topf werden 500ml Wasser oder alternativ die gleiche Menge Gemüsebrühe zum Kochen gebracht. Sobald das Wasser bzw. Die Brühe kocht, wird die Temperatur heruntergeregelt. Als nächstes werden 75g Haferflocken in das Wasser eingerührt. Nach etwa 10 Minuten sind die Haferflocken ausreichend aufgequollen. Bis zu diesem Punkt unterscheiden sich die strenge und die gemäßigte Variante noch nicht so sehr voneinander. In der gemäßigten Variante können jetzt eine ganze Reihe von Obst- und/oder Gemüsesorten zur Haferspeise hinzugegeben werden. Gerade bei einigen Gemüsesorten, wie z.B. beim Lauch, bietet es sich an, das Gemüse bereits vor den Haferflocken mit in den Topf zu geben und ein wenig mit zugaren.

Mit den nachfolgenden Mengenangaben kann man schon recht ordentliche Gerichte zusammenstellen, die immer noch für die Hafertage geeignet sind.

Mengenangaben je Mahlzeit		
Haferflocken	75	g
Haferkleieflocken löslich	55	g
Mandeln	10	g
frische Beeren	25	g
Gemüse	50	g
Kräuter	nach Geschmack	
Zitronensaft	nach Geschmack	
Süßstoff	nach Geschmack	so wenig wie möglich

Ein Gericht für die gemäßigte Hafertage setzt immer wie folgt zusammen:

1 x Haferkomponente bestehend aus Haferflocken oder Haferkleie

1 x Flüssigkeit bestehend aus 500ml Wasser oder Brühe

1 x Obstportion

oder

1 x Gemüseportion

Zusätzlich kann genutzt werden

1 x Kräuter

1 x Zitronensaft

1 x Süßstoff

Geeignete Obstsorten

Obstsorte	**KH**	**P**	**F**	**GI**	**GL**
Zitrone	5	1	0	12	1,1
Johannisbeere,	6	1	0	15	0,9
Erdbeere	7	1	0	25	1,3
Grapefruit	7	1	0	30	2,3
Himbeere	8	1	0	25	2
Papaya	8	0	0	55	4,4
Wassermelone	8	1	0	75	4,5
Clementine	8	1	0	30	3,3
Brombeere	9	1	0	25	1,6
Stachelbeere	9	1	0	25	2,5
Orange	9	1	0	35	3,5
Pfirsich	10	1	0	35	3,3
Aprikose	11	1	0	30	2,6
Apfel	12	0	0	35	4
Kiwi	12	1	0	50	5
Birne	13	1	0	30	4,8
Banane	16	1	0	55	11,8
Heidelbeere	19	1	1	25	15

Alle Angaben beziehen sich auf Gramm je 100 Gramm

KH – Kohlenhydrate · P – Proteine · F – Fette

Geeignete Gemüsesorten

Gemüsesorte je 100g	**KH**	**P**	**F**	**GI**	**GL**
Mangold	0	2	0	15	0,1
Gurke	1	0	0	15	0,3
Sellerie (Stangen)	1	1	0	15	1,4
Spinat	1	2	0	15	0,01
Blumenkohl	2	2	0	15	0,8
Chicorée	2	1	0	15	0,3
Chinakohl	2	1	0	12	0,1
Radieschen	2	1	0	15	0,3
Spargel	2	2	0	15	0,3
Zuccini	2	2	0	15	0,3
Fenchel	3	2	0	15	0,4
Weißkohl	3	1	0	15	0,6
Kohlrabi	3	2	0	15	0,6
Tomate	3	1	0	30	0,8
Wirsing	3	2	0	15	0,3
Aubergine	4	1	0	20	0,5
Brokkoli	4	3	0	15	0,9
Lauch (Porree)	4	2	0	12	0,3
Paprika, grün	4	1	0	15	0,6

Alle Angaben beziehen sich auf Gramm je 100 Gramm

KH – Kohlenhydrate · P – Proteine · F – Fette

Anwendung der Hafertage

Die Anwendung der Hafertage im Alltag ist eigentlich sehr einfach und auch flexibel in der Durchführung. Zu Beginn empfiehlt es sich, an 2 – 4 aufeinanderfolgenden Tagen die Hafertage konsequent durchzuführen. Die Dauer richtet sich danach, wie lange man diese geschmacklich eingeschränkte Ernährung durchhält.

Stellt man fest, dass man nicht mehr als einen Tag die Hafertage durchführen kann, werden eben zwei Hafertage auf eine Woche verteilt. Die Hafertage werden dann regelmäßig wiederholt. Die Wiederholungen richten sich nach den persönlichen Bedürfnissen. In der Regel reichen zwei aufeinanderfolgende Hafertage im Monat aus, um den gewünschten Effekt zu erreichen. Man kann aber auch in den Folgemonaten jeweils nur einen Hafertage durchführen, um den bereits erreichten Effekt aufzufrischen. Reicht das nicht aus, ist eine 14 tätige Wiederholung möglich. Auch die regelmäßige Aufnahme Beta-Glucan durch die tägliche Ernährung mit Haferspeisen hat einen positiven Effekt.

Hafertage kritisch hinterfragt

Hat man einmal die Hafertage nach einer der beiden oben beschriebenen Varianten für die angestrebte Dauer von 2 - 4 Tagen erfolgreich absolviert, kann man sicherlich tolle Erfolge feiern. Nun stellt sich dem aufmerksamen Leser jedoch die Frage, muss das sein? Nach wie vor sind beide Varianten geschmacklich zwar zu ertragen aber eben kein Gaumenfest.

Die wirksame Komponente in den Haferflocken ist das Beta-Glucan. Die während der Hafertage aufzunehmende Menge sind 10g pro Tag. Durch die zusätzliche Aufnahme von Fetten und/oder Protein wird die Wirkung oder vielmehr der Wirkungsgrad der Hafertage negative beeinflusst.

Wenn man sich jetzt die Frage stellt: "Was habe ich vor meiner Diagnose - Diabetes gegessen?" ist die Antwort in der Regel nicht "Haferflocken mit ...was auch immer". Wenn also die beiden oben beschriebenen Varianten die besten Ergebnisse liefern, was bewirken dann die modernen Varianten wie z.B. Porridge, Overnight Oats oder Prods?

Diese drei modernen Varianten der Haferspeisen sind aktuelles Trendfood und in aller Munde. Die Menge an Haferflocken ist nahezu identisch (somit auch die Menge an wirksamen Beta-Glucan), lediglich die weiteren Zutaten sind anders bzw. noch umfangreicher.

Schaut man sich die Werte in der Tabelle genau an stellt man fest, dass die Zugabe von geeignetem Obst oder Gemüse keinen großen Einfluss auf die Zusammensetzung der Nährwerte in den Haferspeisen hat, solange diese mit Wasser oder Gemüsebrühe zubereitet werden. Erst wenn die Haferspeise mit Milch zubereitet wird, verändern sich die Werte deutlich und sind für die Durchführung von Hafertagen nicht mehr wirklich geeignet. Die einzige Ausnahme ist hier ungesüßte Mandelmilch.

Trotzdem sind auch Haferspeisen auf Milchbasis für Diabetiker gut geeignet, denn es werden nach wie vor mit den 75gr Haferflocken auch gut 3gr der wertvollen Beta-Glucane aufgenommen. Darüber hinaus ist der Auslöser eines Diabetes Typ2 meistens unsere ungesunde Ernährung in Kombination mit mangelnder Bewegung.

Was hat ein Erkrankter vor der Diagnose Diabetes in der Regel gegessen? Im Speiseplan der misten Menschen ist die Antwort wohl klar - Fast-Food, Pizza, Pasta, etc. Zum Frühstück ein belegtes Weizenbrötchen, zum Mittag Pasta beim Italiener und abends dann Sushi mit poliertem Reis beim Japaner um die Ecke. Das ist natürlich übertrieben, aber so oder ähnlich sieht doch der Ernährungsalltag aus. Für wirklich gutes, gesundes und möglicherweise noch selbstgekochtes Essen haben wir doch gar keine Zeit. Wird durch eine Diagnose wie Diabetes Typ2 die Aufmerksamkeit für die eigene Ernährung geweckt, ist eine entsprechende Umstellung schwierig.

Wenn Fast Food & Co. die eine Seite der Medaille und die Hafertage die andere Seite der Medaille darstellen würden, sind auch Haferspeisen, die mit Milch oder Quark zubereitet werden immer noch eine gute Alternative. Aus diesem Grund findet sich in diesem Buch auch eine Auswahl an Rezepten, die eigentlich für Hafertage nicht geeignet sind.

Rezepte – Strenge Hafertage

Zutaten für eine Portion - Brühe basierend

75 gr. Haferflocken

500 ml Gemüsebrühe

Frische Kräuter nach Geschmack

Die Gemüsebrühe wird in einem Topf kurz zum Kochen gebracht. Sobald die Gemüsebrühe gekocht hat, kann man die Haferflocken in Gemüsebrühe einrühren. Danach lässt man die Haferflocken in der Gemüsebrühe circa 10 Minuten aufquellen.

Sind die Haferflocken ausreichend aufgequollen, kann man frische Kräuter nach Geschmack hinzugeben. Die Haferspeise wird noch einmal gut umgerührt, damit sich der Geschmack der Kräuter gut verteilt.

Die derart zubereitete Haferspeise sollte noch warm genossen werden.

Nährwerte für dieses Rezept
(bezogen auf die Gesamtmenge)

KH	**P**	**F**	**Energie Kcal**
44,0	10,1	5,3	270,6

Zutaten für eine Portion - Wasserbasierend

75 gr. Haferflocken

500 ml Wasser

Gewürze nach Geschmack

Die 500ml Wasser werden in einem Topf kurz zum Kochen gebracht. Sobald das Wasser gekocht hat, kann man die Haferflocken in das Wasser einrühren. Danach lässt man die Haferflocken im Wasser circa 10 Minuten aufquellen.

Sind die Haferflocken ausreichend aufgequollen, werden die Gewürze hinzugegeben und die Haferspeise wird noch einmal gut umgerührt.

Die derart zubereitete Haferspeise sollte noch warm genossen werden.

Nährwerte für dieses Rezept
(bezogen auf die Gesamtmenge)

KH	**P**	**F**	**Energie Kcal**
44,0	10,1	5,3	270,6

Haferspeise mit italienischen Kräutern

Zutaten für eine Portion

75 gr. Haferflocken

Italienische Kräuter nach Geschmack

500 ml Gemüsebrühe

Zubereitung

Die Gemüsebrühe wird in einem Topf kurz zum Kochen gebracht. Sobald die Gemüsebrühe gekocht hat, kann man die Haferflocken in Gemüsebrühe einrühren. Danach lässt man die Haferflocken in der Gemüsebrühe circa 10 Minuten aufquellen. Sind die Haferflocken ausreichend aufgequollen, werden die Kräuter hinzugegeben und die Haferspeise wird noch einmal gut umgerührt, damit sich die Kräuter und der Geschmack gut verteilen. Die derart zubereitete Haferspeise sollte noch warm genossen werden.

Nährwerte für dieses Rezept
(bezogen auf die Gesamtmenge)

KH	P	F	Energie Kcal
46,1	10,8	5,5	284,6

Haferspeise mit Lauch

Zutaten für eine Portion

75 gr. Haferflocken

50gr Lauch (Porree)

500 ml Gemüsebrühe

Zubereitung

Die Gemüsebrühe wird in einem Topf kurz zum Kochen gebracht. Sobald die Gemüsebrühe gekocht hat, kann man die Haferflocken in Gemüsebrühe einrühren. Danach lässt man die Haferflocken in der Gemüsebrühe circa 10 Minuten aufquellen. Sind die Haferflocken ausreichend aufgequollen, wird der Lauch hinzugegeben und die Haferspeise wird noch einmal gut umgerührt, damit sich der Lauch und der Geschmack gut verteilen. Alternativ kann man den Lauch auch bereits früher in die Gemüsebrühe geben und etwas mitkochen. Dies verbessert noch einmal den Geschmack. Die derart zubereitete Haferspeise sollte noch warm genossen werden.

Nährwerte für dieses Rezept (bezogen auf die Gesamtmenge)

KH	P	F	Energie Kcal
47,7	11,8	5,7	297,1

Rezepte – Gemäßigte Hafertage

Haferspeise mit Apfel-Zimt

Zutaten für eine Portion

75 gr. Haferflocken

25 gr. Apfel

1 Tl Zimt

1 Tl Erythrit (Süßstoff)

500 ml Wasser

Zubereitung

Die 500ml Wasser werden in einem Topf kurz zum Kochen gebracht. Sobald das Wasser gekocht hat, kann man die Haferflocken in das Wasser einrühren. Danach lässt man die Haferflocken im Wasser circa 10 Minuten aufquellen.

Sind die Haferflocken ausreichend aufgequollen, werden Zimt und Erythrit hinzugegeben und die Haferspeise wird noch einmal gut umgerührt, damit sich Zimt und die Süße gut verteilen.

Als letztes wird der Apfel zur Haferspeise hinzugegeben. Auch hier gibt es unterschiedliche Möglichkeiten, die sich einzig und alleine nach den persönlichen Vorlieben richtet. Man kann die Haferspeise mit Apfelscheiben belegen, Apfelstückchen einrühren oder den Apfel als geriebenen Apfel unter die Haferspeise rühren.

Die derart zubereitete Haferspeise kann noch warm genossen werden oder man lässt die Haferspeise abkühlen und verzehrt sie erst dann.

Nährwerte für dieses Rezept
(bezogen auf die Gesamtmenge)

KH	**P**	**F**	**Energie Kcal**
50	10,3	5,3	296,8

Haferspeise mit Schoko-Birne

Zutaten für eine Portion

75 gr Haferflocken

25 gr. Birne

1 Tl Backkakao

1 Tl Erythrit (Süßstoff)

500 ml Wasser

Zubereitung

Die 500ml Wasser werden in einem Topf kurz zum Kochen gebracht. Sobald das Wasser gekocht hat, kann man die Haferflocken in das Wasser einrühren. Danach lässt man die Haferflocken im Wasser circa 10 Minuten aufquellen.

Sind die Haferflocken ausreichend aufgequollen, werden Backkakao und Erythrit hinzugegeben und die Haferspeise wird noch einmal gut umgerührt, damit sich Zimt und die Süße gut verteilen.

Als letztes wird die Birne zur Haferspeise hinzugegeben. Auch hier gibt es unterschiedliche Möglichkeiten, die sich einzig und alleine nach den persönlichen Vorlieben richtet. Man kann die Haferspeise mit Birnenscheiben belegen, Birnenstückchen einrühren oder die Birne als geriebene Birne unter die Haferspeise rühren.

Die derart zubereitete Haferspeise kann noch warm genossen werden oder man lässt die Haferspeise abkühlen und verzehrt sie erst dann.

Nährwerte für dieses Rezept
(bezogen auf die Gesamtmenge)

KH	**P**	**F**	**Energie Kcal**
49,5	10,3	5,4	295,2

Haferspeise mit Vanille-Himbeere

Zutaten für eine Portion

75 gr. Haferflocken

25 gr. Himbeeren

Vanillemark nach Geschmack

1 Tl Erythrit (Süßstoff)

500 ml Mandelmilch

Zubereitung

Die Mandelmilch wird in einem Topf kurz zum Kochen gebracht. Sobald die Mandelmilch gekocht hat, kann man die Haferflocken in die Mandelmilch einrühren. Danach lässt man die Haferflocken in der warmen Mandelmilch circa 10 Minuten aufquellen.

Sind die Haferflocken ausreichend aufgequollen, werden das Vanillemark und Erythrit hinzugegeben und die Haferspeise wird noch einmal gut umgerührt, damit sich die Vanille und die Süße gut verteilen.

Als letztes werden die Himbeeren zur Haferspeise hinzugegeben. Auch hier gibt es unterschiedliche Möglichkeiten, die sich einzig und alleine nach den persönlichen Vorlieben richten. Man kann die Haferspeise mit Himbeeren belegen oder Himbeeren einrühren.

Die derart zubereitete Haferspeise kann noch warm genossen werden oder man lässt die Haferspeise abkühlen und verzehrt sie erst dann.

Nährwerte für dieses Rezept
(bezogen auf die Gesamtmenge)

KH	**P**	**F**	**Energie Kcal**
83,0	10,6	5,5	437,8

Haferspeise mit Kiwi

Zutaten für eine Portion

75 gr. Haferflocken

25 gr. Kiwi

1 Tl Erythrit (Süßstoff)

500 ml Wasser

Zubereitung

Die 500ml Wasser werden in einem Topf kurz zum Kochen gebracht. Sobald das Wasser gekocht hat, kann man die Haferflocken in das Wasser einrühren. Danach lässt man die Haferflocken im Wasser circa 10 Minuten aufquellen.

Sind die Haferflocken ausreichend aufgequollen, werden Backkakao und Erythrit hinzugegeben und die Haferspeise wird noch einmal gut umgerührt, damit sich Zimt und die Süße gut verteilen.

Als letztes wird die Kiwi zur Haferspeise hinzugegeben. Auch hier gibt es unterschiedliche Möglichkeiten, die sich einzig und alleine nach den persönlichen Vorlieben richten. Man kann die Haferspeise mit Kiwi Scheiben belegen, Kiwi Stückchen einrühren oder die Kiwi als Mus unter die Haferspeise rühren.

Die derart zubereitete Haferspeise kann noch warm genossen werden oder man lässt die Haferspeise abkühlen und verzehrt sie erst dann.

Nährwerte für dieses Rezept
(bezogen auf die Gesamtmenge)

KH	**P**	**F**	**Energie Kcal**
46,7	10,4	5,4	284,4

Tomaten-Walnuss-Porridge

Zutaten für eine Portion

55 g lösliche Haferkleie-Flocken

200 ml Gemüsebrühe

80 g Kirschtomaten (geviertelt)

30 g gehackte Walnüsse

1 EL gemischte Kräuter

Zubereitung

Die 200ml Gemüsebrühe werden in einem Topf kurz zum Kochen gebracht. Sobald das Wasser gekocht hat, werden die Haferkleie-Flocken in das Wasser eingerührt.

Das Haferkleie Porridge wird nun auf einen Teller gegeben und mit den Kirschtomaten, den Walnüssen und den Kräutern garniert.

Nährwerte für dieses Rezept
(bezogen auf die Gesamtmenge)

KH	P	F	Energie Kcal
46,7	10,4	5,4	284,4

Heidelbeer-Mandel-Porridge

55 g lösliche Haferkleie-Flocken

200 ml Wasser

20 g gehackte Mandeln

70 g Heidelbeeren

Süßstoff nach Geschmack

Zubereitung

Die 200ml Wasser werden in einem Topf kurz zum Kochen gebracht. Sobald das Wasser gekocht hat, werden die Haferkleie-Flocken in das Wasser eingerührt.

Das Haferkleie Porridge wird nun auf einen Teller gegeben und mit den Mandeln und den Heidelbeeren garniert.

Nährwerte für dieses Rezept
(bezogen auf die Gesamtmenge)

KH	**P**	**F**	**Energie Kcal**
46,7	10,4	5,4	284,4

Legende

Einstufung	Glykämischer Index (GI)	Glykämische Last (GL)
niedrig	< 55	< 10
mäßig	56-70	< 20
hoch	> 70	> 20

Abkürzung	Erklärung
G	Gamm
Ml	Milliliter
Tl	Teelöffel
El	Esslöffel
Pck	Päckchen
Stck	Stück
Msp	Messerspitze
KH	Kohlehydrate
P	Eiweiß
F	Fett
Kcal	Kilokalorien

Weitere Buchtitel der Zuckerhelden

Intervallfasten für Diabetiker

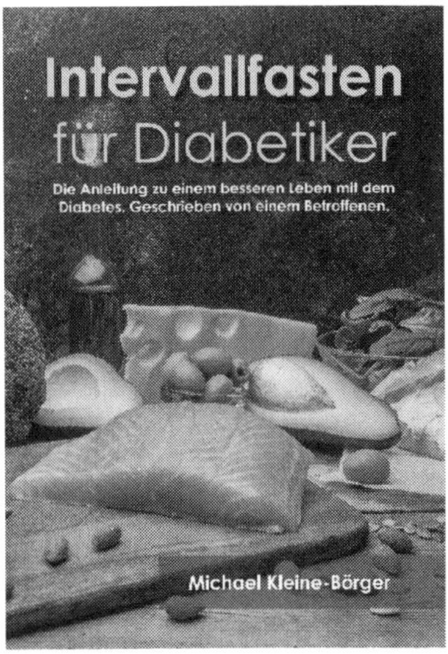

Mit dem Intervallfasten für Diabetiker hat man eine echte Chance den Diabetes zu bekämpfen. Durch die Besonderheiten des Intervallfasten wird der Fettabbau im Körper, insbesondere in der Leber und der Bauchspeicheldrüse gefördert. Die Fastenzeiten sind eine echte Chance der Teufelskreis einer Insulinresistenz zu durchbrechen.

Eintöpfe - Kohlenhydratarme Rezepte

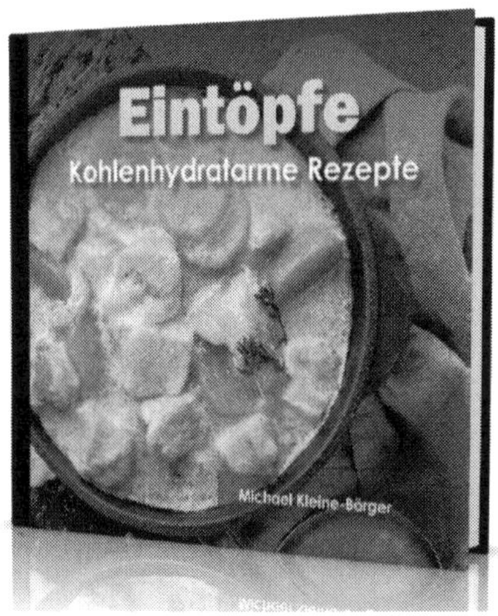

In diesem tollen Rezeptbuch sind Eintopfrezepte zusammengetragen, die alle auf die besonderen Ernährungsanforderungen eines Typ2 Diabetikers abgestimmt sind. Für alle, die diese Rezepte für die eigenen Anforderungen verändern wollen, wurden alle Rezepte mit einer detaillierten Nährwerttabelle versehen, in der die Nährwerte nach Zutaten aufgelistet sind.

IMPRESSUM

Zuckerhelden

Michael Kleine-Börger

Ladenbergstraße 3

14195 Berlin

E-Mail: Info@Zuckerhelden.info

Webseite: www.Zuckerhelden.info

Printed in Poland
by Amazon Fulfillment
Poland Sp. z o.o., Wrocław

88009260R00033